MÉMOIRE

SUR L'ÉTIOLOGIE GÉNÉRALE

DES

PIEDS-BOTS CONGÉNITAUX;

LU A L'ACADÉMIE ROYALE DE MÉDECINE, LE 11 DÉCEMBRE 1838,

PAR

LE DOCTEUR JULES GUÉRIN,

Directeur de l'Institut Orthopédique de la Muette.

QUATRIÈME MÉMOIRE

Sur les difformités du système osseux.

PARIS,

AU BUREAU DE LA GAZETTE MÉDICALE,

RUE RACINE, Nº 14, PRÈS DE L'ODÉON.

1838.

MÉMOIRE

SUR L'ÉTIOLOGIE GÉNÉRALE

DES

PIEDS-BOTS CONGÉNITAUX.

QUATRIÈME MÉMOIRE

SUR LES DIFFORMITÉS DU SYSTÈME OSSEUX.

MÉMOIRE

SUR L'ÉTIOLOGIE GÉNÉRALE

DES

PIEDS-BOTS CONGÉNITAUX;

LU A L'ACADÉMIE ROYALE DE MÉDECINE, LE 11 DÉCEMBRE 1838,

PAR

LE DOCTEUR JULES GUÉRIN,

Directeur de l'Institut Orthopédique de la Muette.

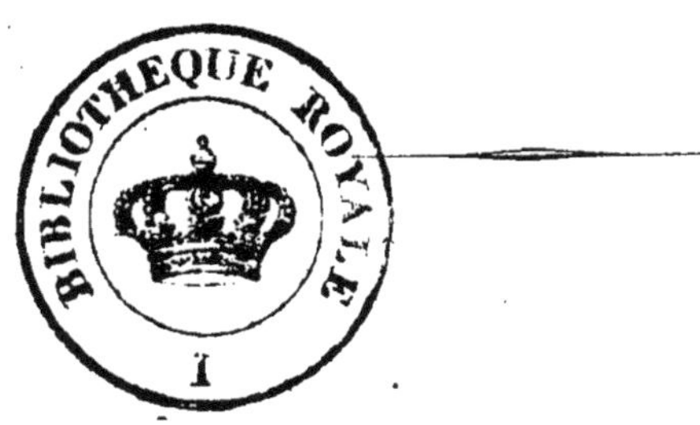

PARIS,

AU BUREAU DE LA GAZETTE MÉDICALE,

RUE RACINE, N° 14, PRÈS DE L'ODÉON.

1838.

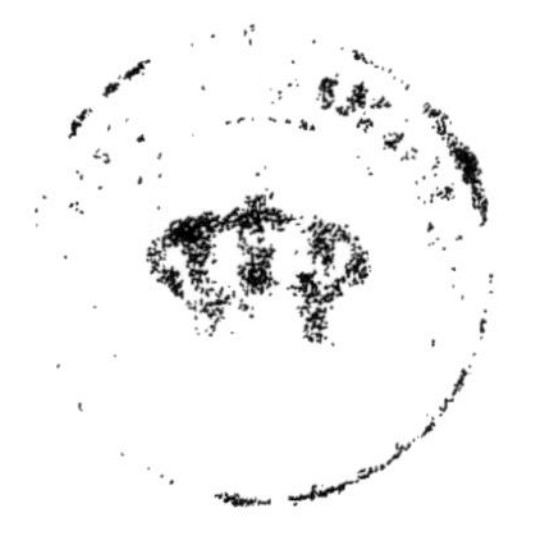

IMPRIMERIE DE FÉLIX MALTESTE ET Cᵉ,

RUE DES DEUX-PORTES-SAINT-SAUVEUR, 18.

AVANT-PROPOS.

« ...M. J. Guérin a encore établi l'existence d'un
ordre nouveau de pieds-bots congénitaux produits
par la rétraction musculaire convulsive pendant
la vie fœtale. Cet ordre de causes, dont l'origine
sera démontrée plus bas, offre des caractères qui
ne permettent pas de les confondre avec les causes qui produisent d'autres espèces de pieds-bots
congénitaux.... »

(RAPPORT SUR LE CONCOURS DU GRAND PRIX DE CHIRURGIE ,
fait à l'Académie des sciences, le 22 août 1837, p. 22.)

Le mémoire que je publie aujourd'hui est le développement
d'un des points consignés dans mon ouvrage sur les difformités
du système osseux, couronné par l'Académie des Sciences. Les
personnes qui voudront prendre la peine de le lire attentivement verront qu'il n'est que l'extrait d'un ouvrage plus
étendu sur les difformités congéniales, où chaque partie, c'est-
à-dire chaque difformité, représente une fraction d'un seul et

même fait, envisagé dans sa plus grande généralité ; ce fait c'est la rétraction musculaire congéniale, liée à une affection centrale ou périphérique du système nerveux, et considérée dans ses effets sur les différentes portions du squelette. Cette seule remarque explique comment j'ai été obligé d'appeler en témoignage des observations où il est à la fois question de déviations de l'épine, de luxations de la mâchoire, des fémurs, des genoux, des bras, en même temps que des pieds-bots, chez certains monstres, dont toutes ces difformités ne sont que des attributs.Elle explique aussi comment chacune de ces observations, étant d'une signification multiple, n'a pu et n'a dû être invoquée pour le moment que dans ses points applicables au pied-bot. Je me réserve, en effet, de publier ces mêmes observations plus tard, avec les détails qu'elles comportent ; alors je reconstruirai, dans ses proportions natives, le fait que j'aurai été obligé de fragmenter en faisant l'histoire de chaque difformité en particulier.

Ce premier mémoire sur l'étiologie générale du pied-bot congénital en implique et en annonce d'autres qui en seront la conséquence nécessaire. Pour n'être pas obligé de les publier immédiatement, et d'une manière en quelque façon prématurée, j'ai adressé depuis long-temps à l'Académie de Médecine un paquet cacheté renfermant l'énoncé des faits principaux qui doivent leur servir de base. Cette précaution ne sera pas inutile : depuis que le rapport de l'Académie des Sciences a signalé mes opinions sur l'origine des difformités congéniales, et surtout depuis la première publication du présent mémoire dans la Gazette Médicale, plusieurs auteurs ont bien voulu prendre, plus ou moins complètement, mes idées sous leur patronage. Je me félicite de leur adhésion, car elle tendrait à prouver que je ne me suis pas trompé. Mais j'aurais désiré qu'en faisant entrer dans leur étiologie complexe et multiple du pied-bot congénital tout ou partie des élémens de la mienne, ils eussent bien voulu se souvenir que, le premier, j'ai observé et publié des faits constatant directement chez le fœtus l'existence des difformités congéniales liée à des altérations matérielles du système nerveux, et que, le premier, j'ai donné pour les cas de pieds-bots congénitaux où ces altérations ne sont pas directement appréciables, j'ai donné, dis-je, des caractères positifs, à l'aide desquels on peut toujours reconnaître leur véritable origine. Il est vrai que ceux qui m'ont fait l'honneur d'emprunter mes idées sans me citer ne les ont reproduites que sous la forme d'hypothèses, c'est-à-dire sans les preuves de fait dont je les ai accompagnées; un pareil emprunt, que leurs auteurs trouveront sans doute le moyen de légitimer par l'existence d'hypothèses analogues jetées au hasard dans quelque coin d'obscurs écrits, peut être regardé comme tout-à-fait sans conséquence.

MÉMOIRE

SUR L'ÉTIOLOGIE GÉNÉRALE

DES

PIEDS-BOTS CONGÉNITAUX.

La dernière discussion de l'Académie a prouvé que la science était loin d'être fixée à l'égard de l'étiologie du pied-bot congénital. Toutes les doctrines proposées depuis Hippocrate jusqu'à nos jours ont été tour à tour remises en honneur. La doctrine des positions vicieuses du fœtus, des pressions mécaniques, des déformations primitives des os, des arrêts de développement, de la prédominance d'action de certains muscles, a trouvé des fauteurs et des contradicteurs. Serait-ce, comme il arrive souvent, que chacune de ces doctrines fût vraie dans certaines limites, et que, comme ont cherché à l'établir plusieurs personnes qui ont pris part à la discussion, le pied-bot congénital dépendît alternativement des différentes causes qu'on lui a assignées? Quel que soit mon éloignement pour les opinions absolues, je suis forcé, par l'évidence des faits, de rejeter cette doctrine mixte, du moins dans la prétention qu'elle aurait de faire intervenir, comme causes essentielles du pied-bot congénital, les influences diverses et opposées qu'on a invoquées jusqu'ici pour rendre compte de cette difformité. Il faut le dire, dans la plupart des questions médicales, il est une époque où toutes les théories peuvent s'emparer momentanément et avec quelque apparence de fondement des mêmes faits, parce que ces faits ne sont vus que de loin, et ne sont examinés que superficiellement. Mais dès que l'observation et l'analyse ont pénétré leurs élémens, qu'elles en ont déterminé le nombre, les différences et les rapports, alors les fausses théories, qui ne reposaient que sur des généralités vagues, ou sur des hypothèses plus ou moins ingénieuses, tombent d'elles-mêmes pour laisser la vérité en possession des résultats de l'observation sévère, profonde et multiple. Alors aussi toute critique des doctrines fausses devient inutile, car la démonstration de la vérité renferme implicitement la critique et la condamnation de l'erreur. Je ne m'arrêterai donc pas à discuter ici la valeur des différentes explications à l'aide desquelles on a cherché à rendre compte de la formation du pied-bot congénital; je me bornerai à exposer l'étiologie qui m'a été suggérée par l'observation des faits matériels, et qui m'a paru susceptible de résoudre toutes les difficultés de la question. Si cette doctrine est en effet la vraie, elle pourra se dispenser d'une discussion qui n'est utile que quand il s'agit de substituer une hypothèse à une autre hypothèse. Mais elle n'aura ce privilége qu'à la condition de s'adapter, non seulement à l'ensemble des faits, mais encore à la totalité des élémens qu'ils renferment, et de rendre compte des combinaisons et des variétés de toute espèce qu'ils peuvent affecter.

§ I. DU PIED-BOT CONGÉNITAL COÏNCIDANT AVEC D'AUTRES DIFFORMITÉS ARTICULAIRES CHEZ LES MONSTRES ET LE FŒTUS.

En cherchant à constater et à étudier les difformités articulaires congénitales dès leur origine, c'est-à-dire chez le fœtus même, je fus frappé de ce fait, c'est que ces difformités sont extrêmement marquées, extrêmement prononcées et réunies en nombre souvent considérable chez certains monstres, chez ceux dont le cerveau et la moëlle épinière manquent, ou bien chez ceux où l'on trouve de notables altérations et déplacemens de ces organes. En effet, j'ai rencontré et rapporté dans mon ouvrage présenté à l'Académie des sciences, un certain nombre de monstres anencéphales, avec spina-bifida complet, chez lesquels se trouvaient simultanément réunies toutes les difformités du système osseux qui se passent dans les articulations, telles que déviations de l'épine, luxations de la mâchoire, luxations des fémurs, des genoux, luxations ou subluxations des coudes, des poignets et des pieds, mains-bots et pieds-bots; en un mot, déplacemens plus ou moins étendus et plus ou moins complets de toutes les surfaces articulaires. A côté de ce premier fait général, il s'en trouvait un autre non moins général et non moins bien exprimé; c'est que toutes les difformités, portées au plus haut degré des deux côtés, étaient accompagnées d'une rétraction générale très considérable des muscles se rendant aux parties déviées, et avaient lieu dans le sens de cette rétraction. Ce double fait des difformités de toutes les articulations et de la rétraction musculaire générale, n'aurait pu être mis sur le compte d'une position vicieuse du fœtus ou d'une compression des parties environnantes, attendu que plusieurs luxations, telles que celles de la mâchoire et des fémurs, ne peuvent être évidemment le résultat de ces causes, et attendu que plusieurs des flexions et courbures articulaires avaient lieu dans le sens opposé à celui des mouvemens normaux, et étaient portées à un degré tel, qu'il n'était pas possible de méconnaître la subordination des dispositions vicieuses du squelette au raccourcissement actif très considérable des muscles : c'est ainsi que dans certains cas la tête était complètement renversée en arrière et très rapprochée du sacrum, au moyen d'une double courbure extrême antéro-postérieure de la colonne, tandis que des faisceaux des muscles sacro-lombaires et longs dorsaux se dirigeaient en ligne droite entre les deux extrémités de la colonne, et formaient la corde de ses courbures : c'est encore ainsi que la jambe était fortement fléchie en avant sur la cuisse, et la rotule fortement remontée sur le fémur, tandis que le muscle droit antérieur était tendu entre le bassin et la rotule, et s'opposait à tout redressement du membre; c'est encore ainsi que l'avant-bras était fléchi en arrière sur le bras, formant par sa ren- contre avec ce dernier un angle à sinus postérieur, avec raccourcissement et tension extrême du triceps brachial, et luxation de l'olécrâne en haut et en arrière sur la face postérieure de l'humérus : on ne pouvait donc dans ces déplacemens articulaires, opposés à ceux qui résultent des mou- vemens normaux même exagérés, méconnaître l'action de la rétraction musculaire convulsive. J'ai rapporté en outre plusieurs exemples dans lesquels, indépendamment des flexions articulaires exagérées et anorma- les, il existait des courbures anguleuses résultant de fractures consolidées, dans la continuité des os longs correspondant aux muscles rétractés. Ces fractures ne pouvaient être mises non plus sur le compte de causes acci- dentelles; car elles étaient accompagnées de difformités générales des ar- ticulations, et se répétaient dans certains cas symétriquement aux mêmes os des quatre membres, et le sinus des angles qu'elles formaient regar- dait les muscles les plus rétractés. On voyait d'ailleurs de leur côté les nerfs tendus, raccourcis et sensiblement hypertrophiés. Enfin, en explo- rant les débris de l'encéphale et du canal rachidien, j'avais trouvé tantôt les méninges déchirées, frangées, à moitié disparues, avec ou sans résidu de substance cérébrale ou de moëlle épinière, et la cavité du crâne ré- duite à un très petit espace irrégulier, formé par l'affaissement de ses pa- rois qui étaient disjointes et en partie détruites. Dans ce premier ordre de faits, si énergiquement accentués, il me parut impossible de méconn- naître deux résultats matériellement exprimés, à savoir, l'existence de la *rétraction musculaire* convulsive, subordonnée à une affection du sys- tème cérébro-spinal, qui avait détruit plus ou moins complètement le cer- veau et la moëlle, et l'existence de cette rétraction comme agent direct de toutes les difformités articulaires qui avaient lieu dans le sens du rac- courcissement des muscles. C'était à mes yeux l'action la plus exagérée d'une cause portée à son plus haut degré d'intensité, qui peut se lire d'une façon toute matérielle dans des effets si généralisés et accusés d'une manière si énergique, mais qui cesse d'être directement reconnaissable quand elle n'a agi que faiblement, que localement, et d'une manière en quelque sorte effacée. En d'autres termes, je crus reconnaître que les difformités articulaires générales de ces monstres étaient le terme le plus élevé et l'expression la plus générale de la rétraction musculaire convulsive, et celle-ci le résultat d'une affection centrale du système cérébro-spinal, tandis que les simples difformités articulaires congénitales, bornées à une portion du squelette, comme le simple pied-bot, ne sont que le dernier terme de cette rétraction touchant à zéro d'action, et produite dans ces cas par une altération très limitée des centres nerveux, ou simplement par une action périphérique de l'une ou de l'autre de ses dépendances. J'étais déjà fondé dans cette induction par la similitude anatomique parfaite qui existe entre les pieds-bots qu'on observe chez certains monstres, et ceux que l'on trouve sans autre difformité chez le nouveau-né. Car, il faut le reconnaître, la plupart des monstres de la classe dont j'ai parlé offrent des pieds-bots rigoureusement semblables à ceux qu'on regarde comme le type des pieds-bots congénitaux chez l'enfant bien conformé d'ailleurs. Mais cette analogie, dont j'aurai à examiner la valeur, ne suffisait pas pour rendre mon induction tout à fait irréprochable. Voici comment j'ai fait pour remplir cette condition. S'il est vrai, ai-je dit, que les difformités articulaires générales chez les monstres anencéphaliens et autres, et le simple pied-bot congénital chez le fœtus à terme, bien conformé d'ailleurs, représentent les deux extrêmes d'action d'une seule et même cause; s'il est vrai que d'un côté c'est tout le système nerveux qui a été profondément ébranlé dans un de ses centres, et tous les muscles qu'il tient sous sa dépendance violemment convulsés; et de l'autre, si c'est un faible retentissement de la même affection, n'ayant agi que partiellement à la périphérie du système, et passagèrement sur un seul ordre de muscles, il doit être possible de trouver des cas intermédiaires représentant les degrés décroissans d'action de cette même cause, depuis son influence exagérée jusqu'à son influ ence la plus faible, et il doit être possible de suivre, dans cette série d'actions décroissantes de la même cause, la série parallèle de ses effets, qui établiront une chaîne non interrompue entre les produits de son summum d'intensité, et ceux où elle ne se sera manifestée que d'une manière indirecte et presque effacée : en sorte que la difformité générale des monstres et le simple pied-bot soient véritablement liés entre eux, quant à leur commune origine, par une série de cas intermédiaires, établissant la transition insensible d'un de ces termes extrêmes à l'autre. C'est en effet ce que j'ai cherché à faire, et ce que je crois être parvenu à exécuter.

Après les monstres anencéphales, dans lesquels le cerveau et la moëlle avaient entièrement disparu, j'ai rapporté plusieurs cas de monstres dans lesquels les centres nerveux ne manquaient pas entièrement, mais avaient été partiellement altérés, dans lesquels, par exemple, le cerveau et la moëlle, chassés de leurs cavités à moitié détruites, avaient subi des déplacemens notables et étaient accompagnés de poches hydrocéphaliques et hydrorachidiennes plus ou moins considérables. Avec cet état du cerveau et de la moëlle coïncidait la généralité des difformités articulaires observées dans la catégorie précédente; c'est-à-dire luxations et subluxations de toutes les articulations, liées à une rétraction musculaire générale. Dans ce second ordre de faits, l'altération du système nerveux ne pouvait être méconnue dans ses rapports avec l'état des muscles, puisque les traces matérielles de l'altération du cerveau, de la moëlle et de leurs enveloppes existaient encore, et que la rétraction des muscles était aussi énergiquement accusée que dans les cas de la catégorie précédente où les centres nerveux avaient disparu, détruits par la maladie.

Dans un troisième ordre de faits, j'ai rassemblé des fœtus humains et de veau, chez lesquels une hydrocéphale très développée, sans destruction des parois du crâne et du canal vertébral, coïncidait avec la rétraction générale du système musculaire et les difformités permanentes indiquées précédemment: c'était là un degré moins prononcé de l'affection qui avait agi avec plus d'intensité dans les cas précédens.

J'ai placé immédiatement après, des fœtus, chez lesquels les extrémités supérieures étaient bien conformées, tandis que la colonne et toutes les articulations des extrémités inférieures étaient le siége de courbures, de luxations, de flexions anormales et de pieds-bots. Chez les sujets de cette catégorie, il y avait altération et destruction d'une seule portion de la moëlle, de la portion la plus déclive, altération caractérisée par une poche hydrorachidienne avec fissure ou spina-bifida incomplet dans les dernières vertèbres lombaires ou sacrées. La moëlle mise à nu offrait dans ces points un ramollissement plus-ou moins étendu avec adhérences ou des-truction partielle des membranes. Est-il nécessaire de faire remarquer que dans ces faits la délimitation des difformités répondait bien à la déli-mitation de leur cause.

Dans une autre catégorie de faits, j'ai rassemblé une série de fœtus, chez lesquels les difformités bornées à un seul côté du corps et toujours caractérisées par la rétraction des muscles, coïncidaient avec les traces d'une affection cérébrale ancienne d'un seul côté. Cet ordre de faits n'of-frait-il pas la confirmation des résultats fournis par les précédens : la dé-limitation des effets parallèle à la délimitation de la cause ?

Enfin, ayant cherché à suivre sur le vivant, après la naissance, la conti-nuation du même rapport entre ces deux ordres de faits, j'ai réuni une série d'observations, comprenant des cas de difformités décroissantes, depuis la difformité simultanée des pieds, des mains et de l'épine, jusqu'à la difformité d'un seul pied ou d'une seule main, chacune d'elles coïnci-dant avec des traces non équivoques d'une affection cérébrale antérieure à la naissance. Ces observations répétées un assez grand nombre de fois ont été soumises à l'examen d'hommes élevés dans la science, qui avaient mission à cette époque de les contrôler et d'en apprécier la valeur.

Cette chaîne non interrompue de manifestations décroissantes d'une même cause, conduisant pour ainsi dire pas à pas des faits où l'évidence était matérielle à ceux où elle commence à n'être plus que le résultat de l'induction, aurait pu suffire ; car nos connaissances physiologiques actuelles sur la relation qui existe entre le système cérébro-spinal et les muscles sont assez précises et assez positives pour permettre de conclure, en voyant, d'une part, une altération matérielle de l'un ou de l'autre de ces deux centres, et d'autre part, la convulsion générale ou partielle du système musculaire, que la première est la cause de la seconde.

Cependant, l'observation immédiate pouvant convertir cette induction en vérité incontestable, j'y ai eu recours et j'ai cherché à saisir directement la nature sur le fait. Si les choses se passent en effet pendant la vie intra-utérine, comme je l'ai établi, il pouvait et il devait arriver que quelques jours, quelques mois après la naissance, les mêmes causes intervenant, produisissent les mêmes effets, c'est-à-dire que des affections cérébro-spinales se développant, donnassent lieu à la rétraction de certains muscles, et cette rétraction aux difformités produites par les mêmes causes avant la naissance. Quoique les conditions pathologiques ne soient pas exactement les mêmes dans les deux cas, et qu'on puisse supposer avec raison que la vie intra-utérine soit plus favorable de tout point, et par la plus grande susceptibilité du système nerveux et par la plus grande laxité des articulations, au développement des faits dont il s'agit, j'ai pu néanmoins rencontrer un certain nombre de cas où ces faits se sont produits après la naissance avec tous les élémens qu'ils affectent pendant la vie intra-utérine. Ainsi j'ai rapporté des cas de difformités simultanées de toutes les articulations y compris des luxations des deux fémurs et des pieds-bots, consécutives à une affection cérébrale survenue deux et trois mois après la naissance chez des enfans primitivement bien conformés. Quant aux simples pieds-bots, postérieurs à la naissance et consécutifs à une affection convulsive, j'en ai noté un si grand nombre de cas, que je ne crois plus nécessaire de les énumérer. C'est en effet presque la seule cause qui les produise, surtout à l'époque de la dentition. Ajouterai-je que tous les jours on a sous les yeux des rétractions ou des contractures musculaires temporaires, représentant les premiers degrés et les formes les plus simples des pieds-bots et des mains-bots chez les enfans atteints de simples convulsions ? La signification de ces faits n'avait pas été saisie jusqu'ici, parce que, présentés seuls, ils n'avaient qu'une faible valeur, et parce que l'attention n'étant pas spécialement appelée sur les formes qu'affectent les membres dans ces espèces de contractures temporaires, on n'y avait pas aperçu la liaison étroite qui existe entre ces déformations passagères et celle des véritables difformités permanentes.

Voilà donc une partie de l'immense distance qu'il paraissait y avoir entre les difformités générales des monstres et le simple pied-bot congénital, remplie par une série de faits tous liés entre eux, de manière à ce que le premier donne la clé du second, le second la clé du troisième, le troisième la clé du quatrième, et ainsi de suite, jusqu'à ce qu'on arrive insensiblement au dernier anneau de cette chaîne régulièrement décroissante d'effets dépendant d'une seule et même cause. Cette première partie de ma tâche n'était pas la plus difficile. Avec nos connaissances sur la subordination du système musculaire de la locomotion au système cérébro-spinal, et avec des exemples dans lesquels des traces immédiates d'une affection matérielle de l'un de ces deux centres coïncidaient avec des rétractions des muscles, il était impossible de récuser l'étiologie nouvelle que j'en ai tirée pour le pied-bot congénital, du moins pour celui qui coïncide avec d'autres difformités et avec des traces directes de maladie du cerveau ou de la moëlle. Je ferai remarquer avant d'aller plus loin que je n'entends pas seulement par affections du système cérébro-spinal celles qui sont reconnaissables à l'altération matérielle du tissu ou des enveloppes du cerveau ou de la moëlle ; j'entends encore par là les affections qui ne sont accusées que par un trouble général fonctionnel, par des traces de convulsions avec ou sans paralysie , lesquelles en dernière analyse dépendent bien aussi d'une modification physique quelconque du système nerveux ; si cette modification n'est pas reconnaissable à nos moyens actuels d'investigation , c'est qu'elle est trop passagère et qu'elle s'attaque à des conditions qui ne nous sont pas encore connues à l'état physiologique. Dans cette catégorie d'affections, des caractères tirés des

troubles fonctionnels et de leur expression générale suppléent au manque
d'altération matérielle appréciable.

Il en résulte que, quelle que soit l'affection convulsive qui ait produit la
série des difformités multiples dans lesquelles le pied-bot n'entre que pour
une partie, cette affection donne évidemment lieu à la rétraction active et
permanente de certains muscles, et cette rétraction à la production des
difformités parmi lesquelles se trouve le pied-bot.

§ II. — Du pied-bot congénital seul, chez le foetus et l'enfant,
avec ou sans traces directes d'une affection cérébro - spi-
nale.

Lorsque le pied-bot est la seule difformité existante, il se présente deux
cas : ou bien il coïncide encore avec des traces générales d'une ancienne
affection convulsive, ou bien ces traces n'existent plus, et la difformité
est le seul effet extérieur où la maladie se résume. Dans le premier cas,
les recherches précédemment exposées donnent une signification précise
aux vestiges moins matériels de la maladie nerveuse, et permettent de leur
appliquer l'interprétation fournie par des altérations plus directes. Ainsi,
averti qu'on est par les cas où la destruction totale ou partielle du cerveau et de la moëlle donnent immédiatement la clé de la rétraction des
muscles des membres, on peut lire la même affection dans les traces extérieures moins intenses, plus éloignées et moins significatives de la maladie convulsive. L'inégalité des yeux, l'intensité différente de leur faculté
visuelle, le développement exagéré du crâne, l'inégalité de saillie des
bosses frontales, le tiraillement des traits et l'amoindrissement d'un des
côtés de la face, la faiblesse relative ou la paralysie incomplète d'une des
moitiés du corps; enfin beaucoup d'autres particularités moins concrètes
et moins définissables, dont l'ensemble compose le masque des individus
anciennement atteints d'affections convulsives, toutes ces manifestations,
dis-je, suffisent encore pour permettre d'appliquer au pied-bot qu'elles

accompagnent l'étiologie de la rétraction musculaire convulsive, fournie par les cas plus explicites des difformités multiples des monstres et du fœtus.

Mais au-delà de ce dernier fait, où semble s'arrêter la manifestation générale de la cause dont je fais l'histoire, et où semblerait devoir se circonscrire son domaine par rapport aux pieds-bots, commence la partie la plus difficile de ma tâche, celle qui a pour objet de rattacher à l'étiologie de la rétraction musculaire active ou convulsive les pieds-bots non accompagnés des caractères généraux de l'affection nerveuse. Car, je le reconnais immédiatement, les preuves que j'ai exposées dans la première partie de ce mémoire ne suffiraient pas rigoureusement pour me permettre de revendiquer les pieds-bots simples au profit de la rétraction musculaire active; d'autres faits réclament d'autres lumières.

Et d'abord, voyons comment se comporte la cause quand elle fonctionne dans ses moindres atteintes. Ou bien l'affection convulsive partant des centres se localise immédiatement sur les muscles du pied exclusivement, ou bien, bornée dès l'origine à la périphérie du système, elle naît et se circonscrit dans quelques rameaux nerveux et contracture les seuls muscles auxquels ils se distribuent. Dans ces deux cas, rien, ou presque rien dans la physionomie générale, dans l'économie entière du sujet, qui témoigne de la maladie. Il a fallu assister à la production des faits pour pouvoir les affirmer. Or, ces faits existent bien réellement : il me suffit de les énoncer pour ceux qui ont tourné leur observation vers ces sortes de phénomènes pathologiques. Les médecins qui ont l'habitude de voir beaucoup d'enfans savent qu'à l'époque de la dentition surtout, et pendant certaines maladies éruptives, il n'est pas rare de voir se contracturer immédiatement un ou plusieurs des muscles d'un membre et du cou, sans autres phénomènes convulsifs. Je ne parle pas de beaucoup d'autres circonstances, comme des atteintes de rhumatisme, de simples refroidissemens, où les mêmes observations peuvent se répéter. Eh bien ! dans ces cas, il est de toute évidence que la maladie s'est portée, plus ou moins immédiatement, sur un ou plusieurs nerfs de la périphérie du système, conséquemment sur les muscles qu'ils desservent. Qu'en résulte-t-il? C'est que l'existence du simple pied-bot produit par cette localisation de la cause convulsive n'est déjà plus une hypothèse gratuite, mais un fait réel pour l'enfant et probable pour le fœtus; car les élémens organiques du fœtus et de l'enfant sont les mêmes, au degré de développement près, et leurs manières de réagir contre les influences pathogéniques peuvent être supposées analogues. Cette considération ne suffirait pas, sans doute, aussi ne la donné-je que comme preuve de transition à des preuves plus directes. Ainsi donc, le simple pied-bot par rétraction musculaire locale, chez le fœtus, est chose possible, chose probable. Voyons maintenant s'il n'existe pas des moyens plus directs, plus matériels, s'il n'existe pas des caractères positifs qui mettent la réalité de ce fait hors de doute, c'est-à-dire, voyons si le fait de la rétraction musculaire rend bien compte de toutes les circonstances du simple pied-bot congénital, et si ce fait se révèle par des caractères propres, parfaitement appréciables dans les parties où elle siége, de manière que le pied-bot porte avec lui, dans ses formes, sa constitution, et les élémens qui l'environnent, un ensemble de caractères, à l'aide desquels il soit permis de suppléer à l'absence des caractères plus généraux de l'affection convulsive, et de prononcer sur son origine avec autant de certitude que dans les cas où l'altération des centres nerveux est matériellement constatable. Ce n'est qu'à cette condition que la chaîne qui s'étend depuis la difformité multiple des monstres jusqu'au simple pied-bot sera rigoureusement complétée.

J'ai eu occasion de rencontrer, et je ne suis probablement pas le seul à avoir vu des cas de ce genre, des pieds-bots dans lesquels la rétraction des muscles n'était qu'incomplète et encore facile à vaincre. Ces pieds-bots étaient très prononcés et offraient les formes les plus caractéristiques des pieds-bots congénitaux. Je faisais un effort de réduction ou de redressement avec la main, et j'étais surpris de voir le pied ramené instantanément à la configuration normale ; il restait quelques instans dans cet état : tout à coup la rétraction des muscles, s'acr usant par la saillie de leurs tendons, se reproduisait sous mes yeux, et par elle se reproduisait le même pied-bot qu'avant le redressement instantané. Ce fait s'est représenté un grand nombre de fois à mon observation. Est-il possible de méconnaître dans cette circonstance la rétraction musculaire congéniale, opérant d'une manière intermittente, pour mettre hors de doute, par ses alternatives de relâchement et de retrait, la subordination des résultats semblables soumis à la même cause, et qui s'observent, d'une manière permanente, dans les pieds-bots congénitaux ordinaires? Car, de part et d'autre, ce sont les mêmes formes, les mêmes directions : les degrés et la durée seuls varient. La même expérience à peu près se répète à chaque instant dans le pied-bot le plus ordinaire, chez les enfans, et surtout pendant le traitement de leur difformité. Au repos, le pied présente ordinairement un degré moins prononcé du pied-bot : tout à coup la rétraction des muscles dont il dépend s'exagère sous l'influence des mouvemens volontaires ou pendant les pleurs de l'enfant, et avec elle le pied-bot, partiellement réduit par les machines ou diminué par le relâchement du repos, reparaît plus prononcé qu'auparavant et avec tous les caractères de forme et de direction qui dépendent de l'action spéciale et de l'intensité d'action des muscles qui sont le siége de la rétraction. Cette observation peut surtout se faire quand le sujet est atteint d'un double pied-bot : presque toujours l'un des deux est moins prononcé; dans celui-ci les muscles jouissent encore d'un certain degré de contractilité, et cette contractilité, s'exerçant temporairement, agit dans le sens des formes existantes de la difformité, et ajoute temporairement à ses formes un développement proportionné à la somme de contraction nouvelle entée sur la rétraction permanente.

Aux faits qui précèdent, j'ajouterai le suivant, qui complète leur signification. J'eus à traiter des enfans jumeaux atteints chacun d'un double pied-bot congénital, sans signes extérieurs généraux d'une affection convulsive. Je les guéris complètement de leur difformité. Le traitement était terminé depuis six mois, lorsque l'un des deux fut pris d'une affection cérébrale, qui ramena en trois jours les deux pieds-bots tels qu'ils avaient été avant leur guérison. Je les traitai et les guéris de nouveau ; et comme si la première expérience n'avait pas suffi, un an après le même sujet fut pris de convulsions, moins fortes que les précédentes ; et l'un des pieds-bots seulement, celui qui avait été le plus prononcé, se reproduisit, mais à un degré moindre. Dans les trois cas, c'est-à-dire à la naissance, après la première et la seconde attaque de l'affection cérébrale, les pieds-bots s'étaient présentés avec les formes et les élémens anatomiques les plus parfaitement identiques. Cependant, à leur naissance, ces deux jumeaux offraient les apparences de la plus parfaite santé, et la double difformité était la seule trace qu'ils présentassent de l'affection intra-utérine qui l'avait produite. On ne peut méconnaître dans ces cas la répétition matériellement appréciable d'un fait qui s'était passé pendant la vie intra-utérine, c'est-à-dire à une époque et dans des conditions où il était impossible de le constater directement ; mais les résultats, parfaitement identiques avant et après la naissance, permettent de conclure de l'identité des effets à l'identité de leurs causes.

§ III. — Des caractères immédiats du pied-bot produit par la rétraction musculaire convulsive.

J'ai établi dans mon travail général sur les difformités la loi suivante : « Les causes essentielles des difformités possèdent une telle spécificité d'action à l'égard des déformations auxquelles elles donnent naissance, que chacune de ces causes se traduit à l'extérieur par des caractères qui lui sont propres et à l'aide desquels on peut, en général, par la difformité, diagnostiquer la cause, et, par la cause, déterminer la difformité (1). » Cette loi, que j'ai appliquée jusqu'ici à toutes les déformations du système os-

---

(1) Voy. le rapport de l'Académie des sciences sur le concours pour le grand prix de chirurgie, pag. 17.

seux, ne serait pas rigoureuse si elle ne pouvait se démontrer dans le cas actuel, et l'étiologie de la rétraction musculaire serait mal fondée si le fait qui lui sert de base ne pouvait être reconnaissable à des caractères spécifiques bien déterminés. L'Académie jugera si la détermination suivante satisfait à cette double condition.

Il faut considérer dans le pied-bot congénital deux ordres de caractères : ceux qui appartiennent à toutes les variétés anatomiques de la difformité, et qui sont ses caractères généraux, et ceux qui sont liés aux diverses formes qu'elle est susceptible d'affecter, et qui sont ses caractères spéciaux. Ces deux ordres de caractères, également significatifs, et d'une expression commune, puisqu'ils émanent d'une seule et même cause qu'ils tendent à révéler, expriment, en effet, chacun dans leur limite, le fait de la rétraction musculaire convulsive. Mais il ne peut être question dans ce mémoire que des caractères généraux, me réservant de traiter, dans un autre travail, des formes particulières propres à chaque variété du pied-bot, dans leurs rapports avec la rétraction musculaire.

Le caractère le plus saillant du pied-bot congénital, et qui peut être constaté chez tous les sujets atteints de cette difformité, est la transformation fibreuse des muscles rétractés. Cette transformation est surtout facile à constater dans les muscles du mollet. J'ai établi, en effet, dans un autre travail, la loi suivante : « Que les muscles tendent toujours à passer à l'état fibreux lorsqu'ils sont soumis à des tractions permanentes et exagérées (1). » Or, dans la rétraction musculaire convulsive, les muscles, ayant été activement raccourcis, sont soumis à une tension continue, dont les effets augmentent en proportion du degré et de la durée de cette tension. On comprend que, si le raccourcissement des muscles était passif ou consécutif, comme il faudrait l'admettre d'après les diverses théories proposées, ce raccourcissement n'aurait lieu que jusqu'à concurrence de la

---

(1) Rapport à l'Académie des sciences, pag. 10.

réduction de l'espace compris entre leurs points d'insertion pour s'adapter à cet espace, et ils n'éprouveraient pas plus de tension qu'à l'état normal. Ce seul caractère m'a toujours permis de distinguer le raccourcissement musculaire actif ou primitif du raccourcissement passif ou consécutif. J'ai mis ce double résultat hors de doute par des dissections nombreuses des difformités anciennes de toute espèce. Dans le pied-bot congénital en particulier, toujours j'ai trouvé les muscles jumeaux et soléaire passés aux deux tiers à l'état fibreux ; toujours la portion charnue était sensiblement raccourcie, réduite au tiers et au quart de sa longueur. Dans certains cas même, elle avait complètement disparu et avait fait place à de fortes bandes nacrées fibreuses. Ce résultat, que j'ai observé d'une manière si constante, se rencontre même chez des fœtus venus avant terme. On ne peut donc le regarder comme un effet accidentel ou éloigné de la difformité, mais comme un caractère essentiel de la rétraction musculaire portée à un certain degré.

Sur le vivant, le même caractère est reconnaissable à la forme particulière et à la consistance du mollet. Déjà chez les très jeunes sujets le mollet n'offre plus la forme et la consistance normales : il est très court, plus élevé et comme ramassé sous l'espace poplité. La jambe des enfans pieds-bots est caractéristique : elle ressemble quelquefois à un cône régulièrement décroissant, et dont la base, d'un diamètre beaucoup plus large que les autres parties de sa longueur, répondrait immédiatement au sommet du tibia. Ce qui reste de la partie charnue du mollet est dur, résistant : on sent parfois à travers la peau les bords des muscles jumeaux et soléaire comme des arêtes saillantes, résistantes, qui trahissent, à n'en pas douter, la nature fibreuse de leur tissu. Je le répète, ces particularités se remarquent, même chez les très jeunes sujets, pour peu que la rétraction ait été prononcée. Chez l'adulte, ces caractères se complètent ; la dureté du mollet augmente, son relief diminue en proportion, et cette diminution va quelquefois jusqu'à la disparition de toute la partie charnue. La jambe offre le même diamètre dans toute sa longueur. Cette forme extérieure correspond à la complète transformation fibreuse des muscles.

A ces caractères significatifs j'ajouterai les suivans : sur plus de cent pieds-bots dont j'ai relevé toutes les mesures pendant et après leur traitement, j'ai toujours remarqué qu'ils offraient une réduction de longueur et une augmentation de largeur qui varie de degrés, mais qui est presque toujours appréciable à l'œil nu. Le pied-bot est plus court, plus large et plus ramassé que le pied ordinaire : de plus, à part les formes spéciales propres à chacune de ses variétés, il est généralement excavé, voûté de manière à ne laisser toucher le sol, en supposant que le pied fût redressé, que par ses parties extrêmes, le talon et le sommet du métatarse. Ce raccourcissement, cet élargissement et cette voussure du pied ne sont point dus, comme on pourrait le croire, au premier abord, à la marche du sujet, et ne peuvent pas être considérés comme des effets consécutifs de la difformité. Ce sont bien des caractères primitifs, car on les observe chez les très jeunes sujets aussi bien que sur ceux qui sont avancés en âge, et dans le pied-bot équin aussi bien que dans le varus, et les différentes combinaisons que ces formes principales peuvent affecter entre elles. Comme conséquences des mêmes caractères, on remarque encore, dans le plus grand nombre des cas, que les orteils ne prolongent pas le métatarse suivant une même droite; ils sont comme bridés entre les deux ordres de muscles antagonistes, trop courts par rapport au squelette : ils sont élevés d'abord sur les métatarsiens, puis fléchis de manière à ce que leurs extrémités libres s'appuient sur le rebord plantaire du métatarse et soient protégés par ce dernier, qui forme là comme une espèce de coussinet rebondissant au-devant des orteils. Ce caractère et les précédens sont bien l'expression directe de la rétraction musculaire ; ce sont les divers muscles plantaires et dorsaux qui retiennent et empêchent le développement en longueur du pied; qui le font se voûter, se raccourcir, s'élargir, et les orteils se replier sur le métatarse. On ne peut mieux s'assurer de la réalité de ces faits et de leur origine que quand ils ne sont pas produits d'une manière aussi régulière et aussi complète. Il arrive, en effet, que la rétraction n'occupe que les fléchisseurs ou les extenseurs du gros orteil, par exemple, ou les muscles des autres orteils seulement. Le contraste qui existe alors dans la position respective des orteils fait mieux ressortir l'influence et les caractères de la cause. Ces observations pourront paraître minutieuses et peu importantes au premier abord, parce que l'on n'avait constaté jusqu'ici que les élémens les plus apparens et les plus généraux du pied-bot, tandis que ses particularités les plus délicates, les plus constitutionnelles, si je peux m'exprimer ainsi, avaient échappé aux observateurs qui n'avaient vu dans le pied-bot qu'un seul et même accident de forme. Mais en y regardant avec les yeux de l'analyse, on voit des résultats multiples d'une cause identique, mais complexe, et dont la complexité est parfaitement représentée par la multiplicité des accidens de forme auxquels elle donne naissance. Du reste, en faisant observer que la rétraction musculaire occupe généralement, quelle que soit la variété du pied-bot, un plus ou moins grand nombre de muscles, on comprend que le résultat de cette simultanéité d'actions doit être une collection d'effets corrélatifs à la multiplicité des élémens de la cause. Ceci me conduit à l'indication du caractère le plus significatif de la rétraction musculaire.

On voit à chaque variété du pied-bot un ou plusieurs muscles tendus et en relief sous la peau, et précisément dans la direction de la force qu'il faudrait mettre en jeu pour produire chaque variété de la déformation. On peut rendre plus sensible cette liaison entre la rétraction de ces muscles et la forme du pied-bot qu'ils tiennent sous leur dépendance, en cherchant à obtenir le redressement : à mesure qu'on augmente les efforts de réduction, on voit et on sent saillir les muscles rétractés ; ajoutons immédiatement qu'aussitôt après la section des mêmes muscles, la forme normale reparaît plus ou moins complètement, surtout quand on opère chez de jeunes sujets. Je pourrais donner plus de développement à ce fait, qui renferme à lui seul la formule des caractères spéciaux du pied-bot ; mais il faudrait faire ici l'exposition de ses différentes variétés anatomiques dans leurs rapports avec la rétraction. Cette question se lie intimement à celle que je traite, et sa solution jetterait un nouveau jour sur la difficulté que je cherche à résoudre ; mais, vu les développemens et les discussions incidentes dans lesquels je dois être entraîné, je me propose, comme je l'ai dit, d'en faire l'objet d'un travail séparé. Je me borne, pour le moment, à faire remarquer que chaque forme du pied-bot porte avec elle des reliefs musculaires qui expriment nettement le fait de la rétraction spécialement localisée dans tel ou tel muscle, parce qu'en effet c'est à la rétraction spéciale de tels ou tels muscles que sont subordonnées les différentes variétés de cette difformité.

La transformation fibreuse des muscles, le raccourcissement, l'exhaussement et quelquefois la disparition du relief du mollet, sa consistance, dure, résistante; la brièveté, l'élargissement et la voussure du pied, le rebroussement ou l'écartement des orteils, et la tension, le relief, le raccourcissement invincible des muscles dans la direction desquels se produisent les différentes variétés du pied-bot, tels sont en résumé les caractères généraux qui trahissent dans leur ensemble comme dans leurs particularités le fait de la rétraction musculaire convulsive. Je ne laisserai plus aucun doute, je pense, sur la communauté d'origine que j'assigne aux pieds-bots congénitaux, accompagnés ou non de traces matérielles d'affections cérébro-spinales, en disant que les différens caractères précédemment énumérés se remarquent également dans l'un et l'autre cas; qu'en d'autres termes ils offrent une identité de formes et d'accidens matériels comme ils sont soumis à une identité d'origine. Faisons observer toutefois qu'il ne faut pas, pour que cette démonstration soit rigoureuse, que chaque exemple de pied-bot réunisse la totalité des caractères que j'ai indiqués, mais l'ensemble de ces caractères, parmi lesquels un ou deux peuvent manquer, ou n'être qu'incomplètement accusés: parce que l'identité de cause n'implique pas nécessairement une égale intensité d'action, et partant l'égalité en nombre et en degrés des résultats.

§ IV. — DE LA CONSTITUTION ET DE LA SIGNIFICATION ESSENTIELLE DE LA RÉTRACTION MUSCULAIRE CONVULSIVE.

Le fait de la rétraction musculaire convulsive, considérée comme fait, et comme cause du pied-bot congénital, ne peut donc être mis en doute, soit qu'on l'envisage dans son existence propre et sous l'influence immédiate de l'affection nerveuse qui la détermine, soit qu'on l'envisage dans les caractères auxquels elle donne naissance. Mais sous ce double rapport, elle ne peut pas être regardée comme un phénomène simple et absolu. Sa constitution, éminemment complexe et variable, a une signification aussi différente eu égard à son origine qu'eu égard aux résultats immédiats qu'elle produit.

Le premier élément qui frappe dans le fait de la rétraction musculaire, c'est le raccourcissement du muscle. Cependant cet élément n'est pas le seul, et lui-même n'agit pas toujours d'une manière identique. A cet élément le plus directement appréciable, il s'en joint deux autres qu'il n'importe pas moins de spécifier.

L'affection nerveuse qui détermine la rétraction musculaire et qui la précède agit différemment et avec des résultats différens, quant à son mode et quant à son degré d'action. A un faible degré, comme dans les convulsions passagères, les muscles ne sont rétractés que pendant la durée de la convulsion; à un degré plus intense, la rétraction persiste d'une manière permanente après la convulsion, et les muscles sont en outre dépossédés d'une partie de leur contractilité volontaire; à un degré plus intense encore de l'affection nerveuse, le retrait du muscle commence à diminuer : il peut même être momentanément vaincu, mais la contractilité volontaire se perd de plus en plus jusqu'à être entièrement détruite. Au dernier terme d'action de la cause qui produit ces différentes formes et degrés du même état, il en est un en apparence complètement différent, et qui n'est cependant que le dernier résultat de l'affection nerveuse produisant la rétraction musculaire, c'est la paralysie complète du muscle où elle siége. Dans ce cas, la fibre musculaire peut ne pas être instantanément raccourcie, ou le raccourcissement a pu être vaincu; mais le muscle est comme frappé d'inertie, dépouillé de toute espèce de ressort, et n'ayant d'autres caractères de vitalité que ceux répartis aux tissus rudimentaires et amorphes. La rétraction incomplète temporaire, la rétraction complète avec raccourcissement permanent et paralysie incomplète, et la rétraction sans raccourcissement persistant et paralysie complète, ne sont donc que des effets de la même cause, à différens modes et différens degrés d'action. Ceci n'est point une hypothèse, c'est le résultat de l'observation appliquée à tous les instans, à toutes les phases et à toutes les modalités de la même maladie, et à toutes les variétés et nuances de difformités qu'elle détermine. Ce qui le prouve, c'est que sur le même sujet atteint de difformités multiples, tantôt l'un des pieds est complètement paralysé, tandis que l'autre est atteint du pied-bot ordinaire; tantôt sur le même pied-bot on voit des muscles rétractés avec raccourcissement très considérable, sans paralysie bien sensible, à côté d'autres muscles non raccourcis, mais entièrement paralysés. Tantôt enfin, l'un des pieds présente l'état intermédiaire entre la contracture fixe et la paralysie, c'est-à-dire la contracture et la paralysie incomplète, alors que l'autre pied offre l'un des deux états précédens à son degré le plus prononcé. Ce sont là des faits que j'ai observés un grand nombre de fois et dont j'ai rapporté plusieurs exemples. Il est donc inutile d'entrer dans de plus longs détails sur l'essence du phénomène de la rétraction, pour montrer l'affinité intime qu'il y a entre ces différentes formes du même état, et pour prouver que la rétraction convulsive comprend en elle l'élément de la paralysie, qu'elle est une manière d'être de la paralysie, et un état sur la voie de la paralysie : les faits que je viens de citer l'établissent suffisamment. On peut se rappeler d'ailleurs que chez beaucoup d'hémiplégiques les muscles ont présenté la succession de ces différens états, convulsions, rétractions spasmodiques et paralysie, et que certains d'entre eux offrent même longtemps après l'attaque l'association de la rétraction à la paralysie. Qu'en résulte-t-il pour l'étude étiologique des difformités, et du pied-bot en particulier? C'est que déjà la rétraction musculaire n'est plus un fait simple et absolu : que les muscles se comportent différemment à l'égard des articulations qu'ils sont destinés à mouvoir, suivant qu'ils sont simplement rétractés avec peu ou point de paralysie, rétractés avec paralysie incomplète, ou complètement paralysés. Voilà un second élément à introduire dans l'appréciation de l'effet de l'affection convulsive sur les muscles qu'elle atteint, et dans l'appréciation de l'action des muscles rétractés sur la formation du pied-bot. Il en est un troisième qui découle naturellement des deux premiers.

Lorsqu'on examine attentivement ce qui se passe dans le développement du pied-bot congénital chez les enfans, on s'aperçoit aisément que la difformité n'offre pas, à la naissance, le degré qu'elle atteint plus tard, qu'elle ne reste pas stationnaire, mais augmente souvent avec la croissance, en raison directe de la croissance du sujet. Tous les auteurs qui se sont occupés du pied-bot, et qui avaient remarqué ce fait assez embarrassant pour leurs doctrines, l'expliquaient par des hypothèses que je crois inutile d'examiner ici. Ce qu'il importe de savoir, c'est que plusieurs d'entre eux avaient constaté le fait de l'accroissement du pied-bot, lié à la croissance du squelette. Ce nouvel élément de détermination étiologique du pied-bot paraîtrait échapper au premier abord au domaine de la contracture musculaire considérée dans son activité instantanée. Cela serait exact s'il était vrai que la rétraction convulsive n'exerçât sur les muscles d'autre action qu'un raccourcissement une fois produit, sans conséquence sur l'avenir du développement de ces muscles. Or il n'en est pas ainsi : les muscles qui ont été le siége de ces contractures congéniales restent toujours proportionnellement plus courts que leurs analogues; leur brièveté relative ne tient pas seulement à ce qu'ils ont été raccourcis à un temps donné, mais à ce qu'ils ne peuvent suivre le développement du squelette; elle tient, en un mot, à ce que ces muscles ne sont pas animés d'une force de développement égale à celles des autres parties. Ces muscles portent ainsi avec eux un élémènt de paralysie qui les empêche de suivre l'allongement du système osseux. Ce fait ne confirme-t-il pas la liaison que j'ai établie plus haut, entre la paralysie, et la contracture considérée comme un acheminement à la paralysie ? La force radicale du muscle rétracté est amoindrie par l'affection qui a déterminé la rétraction, et cet amoindrissement se fait sentir pendant toute la durée du développement normal des autres parties, quand il ne s'arrête pas entièrement. J'ai vu des cas, en effet, dans lesquels certains muscles primitivement rétractés avaient été tellement dépossédés de leur force de croissance, qu'ils offraient à peine après la puberté la dimension de la première enfance. L'insuffisance ou arrêt de développement consécutif à la rétraction musculaire constitue donc un troisième élément de la rétraction musculaire, et par conséquent un troisième élément de la causalité essentielle du pied-bot. Ajoutons que dans les cas où la paralysie est complète, le muscle s'amoindrit, s'atrophie pendant la croissance, et ne conserve même plus assez de consistance pour s'opposer au développement du squelette et pour balancer l'action de ses antagonistes. Ce fait, mis hors de doute par l'état anatomique des muscles où on l'observe, contribue à éclairer la détermination des formes extérieures de certaines variétés du pied-bot.

Indépendamment des trois influences qui précèdent, à savoir : la rétraction proprement dite, ou raccourcissement du muscle, la paralysie et l'arrêt de développement consécutifs, qui constituent le fait complexe de la rétraction, et composent la formule étiologique du pied-bot, il existe deux autres influences complémentaires, qui s'appliquent à chacun des trois élémens essentiels, pour en faire varier l'expression et les résultats: je veux parler du *degré* de chacun d'eux, et de leur *siége* par rapport aux muscles qu'ils occupent. Il n'est pas indifférent, en effet, que le raccourcissement des muscles rétractés existe à tel ou tel degré : il est évident, au contraire, que de ce degré de raccourcissement dépendent certains caractères et certaines directions du pied-bot. Il en est de même du siége de la rétraction. La question est de savoir si tous les muscles du pied, ou si quelques-uns seulement, peuvent être le siége du raccourcissement primitif. Or, à priori, il n'y aurait pas de raison pour que tel ou tel muscle de la jambe fût plus exempt de cet état pathologique que tel autre, puisque tous reçoivent des rameaux nerveux provenant des mêmes troncs. Le siége de la rétraction dans les différens muscles du pied est un fait mis hors de doute par l'observation et l'expérience. J'ai rapporté un grand nombre de cas dans lesquels on peut voir distinctement la combinaison des différens modes, des différens degrés de rétraction occupant alternativement ou collectivement les différens muscles de la jambe et du pied. Il suffit de connaître la possibilité de ce fait pour le constater fréquemment dans les cas les plus vulgaires. J'en indiquerai d'ailleurs de nombreux exemples en faisant l'histoire des différentes variétés anatomiques du pied-bot.

Le raccourcissement, la paralysie et l'arrêt de développement consécutif des muscles rétractés, considérés comme inhérens au phénomène complexe de la rétraction; le siége et le degré de cette rétraction, par rapport aux muscles qu'elle occupe : tels sont les élémens de la formule générale de l'étiologie du pied-bot congénital.

Je n'ai eu en vue, dans ce qui précède, que de déterminer les élémens primitifs de cette étiologie, de ceux qui agissent dès avant la naissance, et qui ressortent directement de l'influence essentielle de cette causalité. Plus tard, la progression du sujet et tous les mouvemens du pied viennent y ajouter leur influence secondaire. J'ai négligé à dessein de tenir compte ici de l'action de ces causes consécutives, pour ne pas compliquer et obscurcir la théorie que j'avais à présenter, et parce qu'à l'occasion de la détermination des formes anatomiques de chaque variété du pied-bot, je spécifierai d'une manière plus précise le degré d'action des influences secondaires produites par l'intervention de ces causes adjuvantes.

§ V. Existe-t-il des pieds-bots congénitaux produits par d'autres causes que la rétraction musculaire active?

Et, d'abord, il ne s'agit ici que du pied-bot congénital; par conséquent les différentes influences qui pourraient donner naissance au pied-bot consécutif n'ont pas à être prises en considération. Je mentionnerai simplement pour mémoire, et comme chose parfaitement admise, que les différentes maladies des os et des articulations du pied peuvent plus ou moins en altérer les formes. Les scrofules, le rachitisme, les blessures, l'inflammation des muscles et autres causes morbides, à supposer qu'elles atteignissent le fœtus, pourraient déterminer des subluxations ou autres déformations du pied; déformations auxquelles on a improprement conservé la dénomination de pied-bot; mais ces difformités n'offrent aucunement les caractères du véritable pied-bot; elles portent en outre avec elles les indices de leur origine: les traces des scrofules, du rachitisme, des blessures, ne pourraient être méconnues. Faisons remarquer d'ailleurs que si le fœtus pouvait être soumis aux causes accidentelles qu'on a invoquées, telles que les blessures, les contusions et autres influences analogues, ces causes n'agiraient qu'en déterminant la contracture des muscles; elles rentreraient par conséquent dans l'étiologie que j'ai moi-même établie; elles se résumeraient dans la rétraction musculaire : or, que les causes de cette rétraction soient générales ou locales, que la rétraction soit due, comme je l'ai dit, à une lésion des centres nerveux, ou bien qu'elle soit le résultat d'une cause locale agissant sur un ou plusieurs rameaux de nerfs, c'est toujours la rétraction musculaire qui est mise en jeu, et qui détermine le pied-bot. En établissant par conséquent l'étiologie générale des pieds-bots congénitaux sur ce fait, j'ai formulé d'avance toutes les influences, de quelque nature qu'elles soient, qui peuvent donner naissance à la rétraction musculaire. C'est donc sans fondement, et en séparant des choses qui se résument dans le même fait, qu'on a proposé successivement

comme causes différentes du pied-bot congénital, la rétraction musculaire, les affections cérébro-spinales, le rhumatisme, les contusions, les
blessures, l'inflammation des muscles. J'en dirai autant des opinions que
Duverney et Delpech avaient émises, lesquelles ne sont vraies que partiellement, et parce qu'elles expriment une des conséquences ou un des attributs du fait de la rétraction musculaire qu'ils n'avaient pas soupçonné.
Le premier a parlé, en effet, de l'inégale tension des muscles et des ligamens comme cause des pieds-bots, ce qui est empiriquement exact, au
moins pour les muscles; et le second, Delpech, d'une insuffisance de développement des muscles du mollet, liée à une inégalité primitive des
deux faisceaux spinaux, et des deux moitiés du corps, ce qui est encore
parfaitement exact quant à l'insuffisance du développement des muscles,
mais non en ce qui concerne l'explication hypothétique de cette fraction
de fait. Mais, je le répète, ces opinions ne sont vraies que parce qu'elles
rentrent, contre la volonté et la prévision de leurs auteurs, dans le fait de
la rétraction musculaire dont elles n'expriment qu'un des attributs.

Après avoir montré que ce qu'il y aurait de vrai dans les causes invoquées
avec quelque apparence de fondement en dehors du domaine de l'étiologie qui m'est propre, n'est qu'une très petite fraction, une dépendance de
cette étiologie, il me reste à examiner les causes véritablement différentes
qui ont été admises jusqu'ici, et qui conservent encore des partisans. Ces
causes peuvent être ramenées à trois : à un déplacement primitif des surfaces osseuses du pied (doctrine de Scarpa); aux attitudes du fœtus, à
des pressions mécaniques déterminées, soit par la matrice, soit par des
influences extérieures, ce qui aboutit à la même chose; enfin, à des arrêts de développement. J'ai dit au commencement de ce mémoire que la
vérité renferme implicitement la critique de l'erreur. Mettons un instant
en présence de ces trois ordres d'hypothèses le fait de la rétraction
musculaire, et nous verrons s'il est besoin de grands frais de démonstration pour faire ressortir le vague et l'impuissance des unes, et pour mettre par contre en évidence la justesse rigoureuse de l'autre.

Sans s'apercevoir qu'il remettait en question sous d'autres termes la difficulté qu'il croyait résoudre, Scarpa avait établi que le déplacement des surfaces articulaires dans le pied-bot est primitif, et le raccourcissement des muscles consécutif. Mais quelle eût été la cause du déplacement des os? ou, autrement, quelle eût été la cause du pied-bot? la doctrine de Scarpa n'en était donc pas une. Jamais, d'ailleurs, l'aphorisme, *sublata causa tollitur effectus,* n'a eu d'application plus rigoureuse. On fait la section des muscles rétractés et les surfaces articulaires reprennent leurs rapports avec la plus grande facilité. Ceux qui, depuis Scarpa, ont cherché à perpétuer sa doctrine me paraissent avoir fait moins preuve de jugement et de sagacité, que de condescendance pour un grand nom.

La doctrine des pressions mécaniques et des positions vicieuses du fœtus, à quelque cause qu'on les attribue, invoque au moins des influences réelles, mais qui ne lui donnent pas ce qu'elle leur demande. Il est incontestable que le fœtus peut être gêné, comprimé, que ses extrémités peuvent être maintenues dans des positions vicieuses: mais ces influences, toutes réelles qu'elles sont, produisent-elles le véritable pied-bot, et peuvent-elles le produire? Je réponds immédiatement à ces deux questions par la négative. Les pressions mécaniques de l'utérus donnent en effet naissance à une certaine déformation du pied qu'on a confondue avec le pied-bot; mais cette déformation, comme toutes les autres, porte avec elle les traces de son origine. Partant de la conviction qu'il devait y avoir des cas dans lesquels l'étroitesse de la matrice, par rapport au fœtus, devait se trahir sur ce dernier, j'ai examiné pendant plusieurs mois tous les fœtus et nouveaux-nés qui viennent de la Maternité à Clamart. J'ai vu, en effet, sur un assez grand nombre d'entre eux, une disposition particulière des pieds toute caractéristique de la cause qui lui a donné naissance. Cette disposition consiste dans un aplatissement extrême du pied dans le sens complètement transversal, de manière qu'il n'a plus de surface dorsale ni plantaire, ni de voussure tarsienne, ni d'excavation sous-tarsienne, ni d'éminence métatarsienne, ni de talon, ni, en un mot, aucun des reliefs qui accentuent les différentes parties du pied. Le tout consiste dans une espèce de lame charnue dont le bord supérieur se confond avec la jambe, et l'inférieur est libre et tient la place de la surface plantaire. Cette déformation du pied a, comme on le voit, des caractères à elle, et n'en a aucun du véritable pied-bot. Ainsi, le talon n'est point élevé, ni les muscles jumeaux tendus, ni le mollet raccourci et remonté; aucun tendon ne fait saillie sous la peau, et quand on veut refaire un pied avec les élémens qui le remplacent, on s'aperçoit que toutes les parties participent également à la forme anormale qu'il faut vaincre; toutes résistent également, les os, les ligamens, les muscles et la peau, en sorte qu'on a vraiment sous les yeux l'image exacte d'un corps aplati dans tous les points de ses deux faces opposées, par une cause qui l'a déprimé uniformément, suivant un même plan, et non suivant une série de plans irréguliers et à directions changeantes, comme cela aurait dû se faire pour l'assemblage des reliefs, des dépressions et des torsions dont l'ensemble constitue le pied-bot. Ajoutons que pour le traitement de ces déformations spéciales, il suffit de quelques faibles moyens contentifs, continués pendant quelque temps, et que la section d'aucun tendon ne hâterait le retour des formes normales.

Ce qui précède a répondu d'avance à la seconde question que je me suis posée, à savoir, si les pressions de l'utérus sur le fœtus pouvaient produire le véritable pied-bot. Je donne au plus intelligent une surface elliptique ou circulaire pour produire, par des pressions, tour à tour et toujours avec des caractères exactement les mêmes, les accidens de surface si rigoureusement en rapport avec la direction des muscles rétractés, des pieds-bots équins, varus, valgus et talus, et de toutes les combinaisons qui résultent de l'association de ces différentes formes entre elles; sans faire remarquer que l'élargissement du pied, l'écartement ou le rebondissement des orteils, le raccourcissement du mollet, la forme particulière de la jambe, et, finalement, la transformation fibreuse des muscles, s'arrangeraient difficilement de la doctrine des positions vicieuses du fœtus dans le liquide amniotique et de ses pressions contre les parois de l'utérus.

Je crois inutile de m'arrêter à la doctrine des arrêts de développement. A une époque, ai-je dit, où les faits ne sont vus que de loin et examinés dans leurs apparences les plus superficielles, ils peuvent servir de prétexte à toutes les doctrines : la théorie des arrêts de développement, qui, sous d'autres rapports, a été utile à la science, n'avait pas vu de plus près, ni mieux, les pieds-bots : car ils n'offrent en réalité aucune prétexte à cette doctrine.

§. VI.— RÉSUMÉ ET CONCLUSIONS.

Ce mémoire, destiné à établir une étiologie nouvelle du pied-bot congénital, contient l'exposition de l'analyse d'un fait qui n'avait pas été étudié jusqu'ici dans ses rapports avec les difformités congéniales : la rétraction musculaire convulsive, considérée comme cause essentielle du pied-bot congénital. J'ai mis l'existence de ce fait hors de doute par un grand nombre d'observations recueillies sur des monstres et des fœtus ; observations dans lesquelles on peut suivre pas à pas la corrélation de la rétraction musculaire avec les altérations matérielles du système cérébro-spinal, depuis la destruction complète du cerveau et de la moëlle, jusqu'à l'altération d'un point circonscrit d'un de ces deux centres. J'ai montré que dans chacun de ces cas les pieds-bots congénitaux les mieux caractérisés, coïncidant avec un grand nombre d'autres difformités articulaires, sont, aussi bien que ces difformités, le résultat de la rétraction musculaire convulsive, caractérisée par un raccourcissement extrême de la plupart des muscles du tronc et des membres.

Passant à l'étude des cas de pieds-bots simples dans lesquels la rétraction est limitée aux seuls muscles de la jambe, j'ai montré que dans ces cas, ou bien l'affection convulsive a encore été générale d'abord, et elle se révèle par des traces non équivoques dans les traits du visage, la conformation du crâne, la direction des yeux, l'inégalité des forces des deux moitiés du corps, ou bien elle n'a sévi que localement, et s'est circonscrite dans quelques rameaux nerveux, et conséquemment dans quelques muscles, ce qui constitue les cas de contracture simple. Dans cette seconde catégorie de faits, on peut encore reconnaître d'une manière certaine la nature propre de la difformité, au moyen des caractères immédiats de la rétraction musculaire dans ses rapports avec la déformation du squelette. Ces caractères sont de deux sortes, les caractères généraux, c'est-à-dire ceux qui appartiennent à toutes les variétés du pied-bot, et les caractères spéciaux, c'est-à-dire ceux qui sont propres à chacune de ces variétés. Les caractères généraux, les seuls que je pouvais indiquer dans ce mémoire, sont les suivans : sur le cadavre, la transformation fibreuse des muscles rétractés, de ceux du mollet principalement, conséquence naturelle des tractions continues et exagérées auxquelles ces muscles sont soumis. Sur le vivant, changement de forme et de consistance du mollet, qui est aplati, très-court, très-élevé, comme ramassé sous l'espace poplité, à bords durs et résistans ; le raccourcissement, la voussure et l'élargissement du pied ; le rebroussement ou l'écartement des orteils ; le rapport exact entre la forme et la direction des parties déviées du pied, et les muscles raccourcis, tendus, résistans et saillans sous la peau ; finalement la restauration presque instantanée des formes normales par la section des muscles rétractés.

Cherchant ensuite à déterminer la constitution et la signification essentielles du phénomène de la rétraction musculaire convulsive, j'ai montré que ce phénomène n'est ni simple ni absolu, mais multiple et d'une expression variable à ses différens degrés. Ainsi, j'ai montré que la rétraction convulsive comprend trois élémens distincts qui ont chacun leur influence propre, à savoir, le *raccourcissement immédiat du muscle, un certain degré de paralysie, et un arrêt de développement consécutif* qui l'empêche de suivre la croissance du squelette, et augmente ainsi, pendant la croissance du sujet, le raccourcissement primitif des muscles rétractés; en sorte que toute difformité, examinée postérieurement à la maladie qui a déterminé la rétraction musculaire, est le résultat des trois élémens constitutifs de cette rétraction. J'ai montré, en outre, que ces trois élémens exercent une influence variable sur le développement, les formes et l'accroissement du pied-bot, suivant leur degré et suivant leur siége, par rapport aux différens muscles du pied et de la jambe.

Dans la dernière partie de ce mémoire, j'ai discuté la question de savoir s'il existait d'autres causes de pied-bot congénital, ou si les causes précédemment admises pouvaient donner lieu à des déformations présentant les caractères que j'ai signalés pour le pied-bot dû à la rétraction musculaire. Rappelant la loi que j'ai établie sur la spécificité des caractères extérieurs liés à la spécificité des causes, j'ai montré que parmi les influences admises par les auteurs, les unes sont purement imaginaires et ne méritent aucune considération; les autres sont réelles, mais ou elles ne sont que des aperçus indirects, des conséquences plus ou moins éloignées de la rétraction musculaire, ou des circonstances se résumant dans le fait de la rétraction; ou bien elles constituent de véritables causes de déformations; mais les déformations auxquelles elles donnent naissance n'ont point les caractères du véritable pied-bot, et présentent au contraire des caractères propres à la cause qui les détermine. Parmi ces dernières j'ai cité une déformation des pieds produite par la compression du fœtus dans la matrice, déformation qui n'avait pas encore été spécifiée, et qui consiste dans un aplatissement général du pied dans le sens transversal ; aplatissement auquel participent d'une manière égale tous les élémens de cette extrémité, les os, les ligamens, les muscles et la peau, de manière à exprimer parfaitement le mode d'action uniforme d'une pression mécanique suivant un même plan.

Après avoir remis sous les yeux de l'Académie le cadre de ce mémoire et les faits principaux qu'il renferme, je crois pouvoir le terminer par les conclusions suivantes :

1° Le pied-bot congénital est le produit de la rétraction musculaire convulsive ou contracture des muscles de la jambe et du pied. Cette rétraction peut être produite par une affection générale ou locale du système nerveux.

2° A défaut de traces générales ou directes de l'affection convulsive, le pied-bot congénital porte avec lui des caractères immédiats, à l'aide desquels on peut toujours reconnaître la nature de sa cause.

3° Le fait de la rétraction musculaire est complexe : il comprend trois élémens distincts : le raccourcissement immédiat du muscle, un certain degré de paralysie, et le raccourcissement consécutif ou arrêt de développement du muscle rétracté. Chacun de ces élémens concourt pour sa part à la formation du pied-bot, et agit différemment suivant le degré et le siége de la rétraction par rapport aux muscles qu'elle occupe.

4° Il n'existe point d'autres causes du pied-bot congénital que la rétraction musculaire convulsive : les autres circonstances capables de déformer les pieds avant la naissance impriment des caractères propres à leur produit qui les font reconnaître, et empêchent de les confondre avec le véritable pied-bot.

FIN.